NOUVEAUX ÉCLAIRCISSEMENS.

SUR LE

CHOLÉRA-MORBUS,

LYON. — IMPRIMERIE DE J. M. BOURSY,
Rue de la Poulaillerie, N° 19.

NOUVEAUX

ÉCLAIRCISSEMENS

SUR LE

CHOLÉRA-MORBUS,

Par M. Cl. Balme,

Docteur en médecine de la faculté de Montpellier, ex-chef dans les ambulances actives de l'armée de Lyon (en 1793), ancien officier de santé de première classe dans les corps armés de France ; ex-médecin de l'armée française en Orient, ex-président de la commission de salubrité dans la division de Damiette (Egypte), ci-devant secrétaire-général de la Société de médecine de Lyon, ex-administrateur des bureaux de bienfaisance, et conseiller municipal de la même ville ; correspondant de la *ci-devant* Faculté de médecine et du cercle médical de Paris, des Sociétés littéraires ou médicales de Berne, Besançon, Bordeaux, Bourg, Dijon, Evreux, Mâcon, Marseille, Milan, Montpellier, Nancy, Orléans, Parme, Rome, Rouen, Toulon, Toulouse, Tours et Turin.

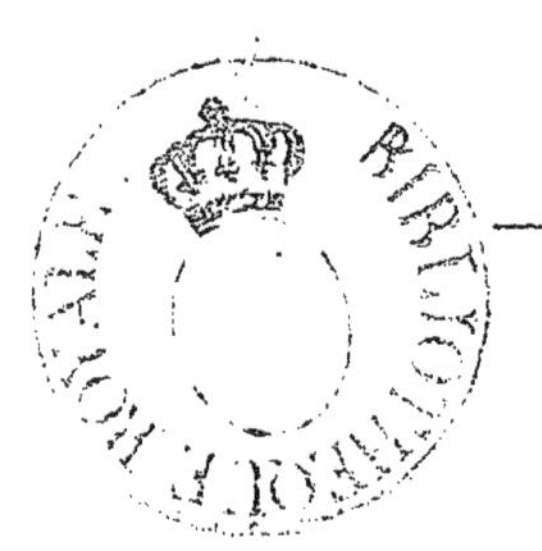

LYON,

CHEZ LES PRINCIPAUX LIBRAIRES.

1832.

AVIS AU LECTEUR.

J'ai publié, il y a quelque temps, plusieurs idées nouvelles, hardies et intéressantes sur les maladies pestilentielles; j'ai cherché à rapprocher ces dernières dans un même tableau, à en déterminer les différences et les analogies, et à en signaler même le type épidémique ou le caractère contagieux; je me suis efforcé de rassurer d'un côté, et d'exciter de l'autre un peu de surveillance et de prudence; j'ai enfin désiré de provoquer et de connaître l'opinion des praticiens, à laquelle j'aurais attaché quelque prix, et je suis encore à attendre..... Cependant il s'agit de la salubrité générale et particulière..... Quel est le motif, quelle est la cause de ce silence, auquel ne sont pas étrangers des journaux de cette ville, qui n'ont pas même consenti à l'insertion de notes relatives à mon dernier ouvrage?

Si, dans différentes occasions, j'ai personnellement applaudi aux efforts et au courage de quelques-uns de mes collègues, auxquels j'aurais peut-être quelfois donné l'exemple du dévouement et de la philanthropie; si, dans mes productions imprimées depuis plusieurs années, je n'ai point hésité de manifester des sentimens de nationalité, de patriotisme et même de tolérance civile et religieuse; si encore je n'ai jamais donné la moindre preuve d'égoïsme et d'ambition, pourquoi ne me tiendrait-on pas compte de ce que j'ai fait ou voulu faire? Pourquoi ne pas relever mes erreurs, si je me suis trompé; et s'il en est autrement, pourquoi ne pas m'aider dans la recherche des moyens d'être utile à mes concitoyens et à mes semblables?

NOUVEAUX ÉCLAIRCISSEMENS

SUR LE

CHOLÉRA-MORBUS.

PROLÉGOMÈNES.

A. *Le Choléra n'est point une maladie réelle;*
« il est plutôt un symptôme plus ou moins vio-
» lent d'une impression morbide, ordinairement
» catarrhale, sur tel ou tel point du système
» abdominal des sujets dits *cholériques*, pen-
» dant que chez d'autres individus, et sous
» l'influence de certaines circonstances parti-
» culières, cette même impression morbide, se
» dirigeant et se fixant sur d'autres organes,
» peut produire ou un catarrhe pulmonaire, ou
» une angine, ou une céphalite, etc. etc. (1). »
Je croyais être le premier qui se fût permis
cette assertion si étrange ; mais je viens tout

---

(1) Balme, Mémoires sur les fièvres pestilentielles et
contagieuses ; Introduction, *p.* ij.

récemment de lire que déjà, au milieu du 17.e siècle, un médecin (1) s'était déjà demandé : *An cholera rectè statuatur morbus cholericorum ?* Ainsi mes collègues seront d'autant plus autorisés à s'occuper de la solution de cette question, plus intéressante qu'ils ne le pensent, que je leur ferai encore observer que depuis long-temps on n'indiquait pas plus une maladie particulière par le nom *choléra* que par les mots de *maladie bilieuse*, *morbus biliaris* (2), sous lesquels on le désignait aussi et indistinctement, et que tout récemment le professeur Dumas, de Montpellier, a regardé le choléra comme *l'état pernicieux des fièvres gastriques.*

B. La maladie que nous appelons *choléra*, et qui tient à une affection catarrhale, ordinairement gastrique (*voy.* aussi mes Mém., *p.* 21, etc.), présente de grandes analogies avec les principales fièvres pestilentielles, ainsi que je crois l'avoir déjà démontré ; son histoire servira donc à celle de ces dernières, et tout ce que je pourrai dire de celles-ci devra s'appliquer également au choléra, dont la description en deviendra plus claire et le traitement plus rationnel.

C. Je crois devoir répéter la division du

---

(1) Gregorii Horstii senioris, *Opera medic.*, t. 1, p. 259.
(2) Jos. Lanzoni, *Opera omnia, etc.*, t. 11, p. 174.

choléra que j'ai établie dans mon dernier ouvrage (1), 1.º en choléra simplement *sporadique*, qui tient à l'idiosyncrasie *active* et particulière des individus, et qui est celui des *âmes
ardentes*; 2.º en choléra *épidémique*, qui dépend de l'action désavantageuse d'une ou de
plusieurs des six choses non-naturelles : c'est
celui *de la misère et de l'erreur dans le régime*;
et 3.º en choléra *contagieux*, lequel résulte de
l'*épidémique* dont il vient d'être parlé, et en
même temps de l'influence ou action réciproque
entre les personnes *malades* et les personnes
exposées à le devenir : c'est ce dernier auquel,
suivant moi, seront sujets ceux qui ne pensent
que d'après les autres, qui n'agissent nullement
d'après eux-mêmes, et dont, en un mot, la vie
individuelle est de beaucoup inférieure à la vie
sociale (2). Si ce dernier avertissement a paru
déplaire, c'est sans doute parce qu'il n'a pas été
compris; et cependant l'on se serait épargné
une interprétation malicieuse et injuste si on
eût fait attention que je ne m'étais pas plus
épargné que les autres; car j'ai commencé à
faire craindre le choléra *sporadique* pour ceux

---

(1) Mémoires sur les maladies pestilentielles et contagieuses, etc., *p.* 16.

(2) Mon Traité sur la contagion, *p.* 184 et 185.

qui étaient sensibles, susceptibles et passionnés, comme le sont la plupart des vrais amis de leur pays, parmi lesquels je peux me compter. Pourquoi aurais-je été assez égoïste pour ne pas étendre mes utiles conseils à gens qui ne pensent pas tout-à-fait comme moi, mais qui ne perdent pas pour cela leurs droits aux sollicitudes du médecin ?

D. Le choléra *indien* ou *asiatique* ne diffère point de celui d'Europe; ainsi, il n'est pas toujours *épidémique ;* ainsi, il commence toujours par se faire précéder de quelques cas cholériques isolés, particuliers, disséminés, sporadiques en un mot, mais qui, sans faire courir des dangers à ceux qui communiquent avec les malades, n'en sont pas moins funestes pour ces derniers, dont cependant tous ne périssent pas. En général, un accident de choléra *sporadique* est souvent plus aigu que l'*épidémique ;* et le peu de temps qu'il met à atteindre sa terminaison, ou favorable ou défavorable, est probablement une des principales causes qui font que sa propriété contagieuse ne se développe point, ou du moins qu'elle ne s'établit que quand le choléra parcourt *tranquillement* ses diverses périodes. Du reste, cette contagionabilité cholérique serait-elle, comme celle des autres pestilences, beaucoup plus active en hiver et dans le Nord, qu'en été et dans les contrées méridionales (1)?

E. Le choléra *épidémique* est ordinairement le résultat immédiat de la constitution atmosphérique; mais très-souvent aussi l'influence fâcheuse de l'air est encore favorisée par une alimentation défectueuse, ou par le vice d'une ou de plusieurs des autres choses non-naturelles. Ainsi, en général, l'on peut et l'on doit concevoir que le choléra *français* d'aujourd'hui ne vient pas constamment et décidément par *l'importation* (2).

F. Le choléra *contagieux* a réellement existé dans certaines circonstances, mais il n'est pas toujours tel; et en cela il présente les mêmes singularités que la fièvre jaune et la peste d'Orient, dont il sera question plus loin, de manière à prouver que la contagionabilité du choléra le plus capable de se communiquer, ne se manifeste pas dans *tous* les temps de cette maladie; seulement elle se développe à la fin du deuxième ou au commencement du troisième temps ou stade; et je suis étonné de ce que l'on m'ait regardé comme contagioniste absolu : il faut, ou qu'on n'ait pas lu ma brochure, ou que je me sois bien mal expliqué. Je rappellerai seulement

(1) Dict. des sciences médic. , *t.* XV, *p.* 454.
(2) *Voyez* mes Mémoires, etc. Introduction, *p.* ix.

ici que la parité de plusieurs fonctions communes aux malades et aux exposés, et l'identité de
l'exaltation morale chez le plus grand nombre,
sont peut-être ce qui détermine le plus la contagion : voyez ce qui s'est passé à Paris (1).

G. Le choléra, comme toute autre maladie
pestilentielle congénère, ne s'annonce pas toujours de la même manière : ainsi le nombre de
ses symptômes et leur intensité peuvent varier ;
et cette différence, soit dans la succession des
phénomènes morbides, soit dans le siége des
organes compromis , dépend de diverses circonstances qui se tirent , par exemple , des
constitutions médicales précédentes, de la constitution actuelle de l'air, de la saison, du climat,
de l'âge , du tempérament, du sexe, du régime,
de l'état de l'âme, etc.

H. Jusqu'à présent on ne s'est pas assez
occupé de l'état primitivement ou consécutive-
ment morbide du système cutané dans les cholériques, etc. ; et, à ce sujet, je crois devoir
exciter l'attention des médecins sur le collapsus
ou sur l'anesthésie paralytique de l'appareil dermoïde, dont le docteur Sophianopoulo a parlé
tout nouvellement, mais après moi.

---

(1) *Voyez* mes Mémoires, etc. Introduction, *p.* vj.

I. Relativement au rapprochement du choléra avec d'autres maladies pestilentielles, que j'ai amplement exposé dans l'un de mes Mémoires, et qu'ont signalé le baron Larrey, le rédacteur de la *Lancette française*, etc. (*voy.* plus loin), il est tel, par exemple, entre la fièvre-jaune et le choléra que si, dans la première, les pétéchies sont d'autant moindres que la peau du malade est plus jaune, il arrive également que dans le choléra les vomissemens et autres symptômes sont en raison inverse de la cyanose, qui quelquefois est remplacée par des pustules larges et rouges (1).

K. Si on a vu que la peste d'Orient, ordinairement caractérisée par des bubons et des pétéchies, était quelquefois modifiée par l'influence d'une autre maladie dominante, au point de se voir alors signalée par d'autres symptômes très-différens, de même il a été observé que dans le choléra qui se trouve sous l'action d'une autre cause épidémique, les phénomènes sous lesquels on le reconnaît journellement sont remplacés par des rhumatismes, des catarrhes pulmonaires, des cardialgies, des crampes d'estomac, des maux de gorge, des dyssenteries, notam-

---

(1) Donald Monro, *Account*, *etc.*, p. 98.

ment dans les contrées septentrionales ou pendant les saisons froides (1).

L. L'influence désavantageuse d'une constitution morbide de l'atmosphère paraît agir en augmentant la susceptibilité générale des membranes muqueuses, mais non pas plutôt celles des papilles intestinales que celles des pulmonaires : la direction et l'impression de cette influence n'ont décidément lieu d'une manière spéciale sur les organes gastriques que lorsqu'une alimentation défectueuse, ou que des boissons trop froides ou trop excitantes y viennent établir une irritation, un spasme qui, intervertissant l'équilibre entre tous les systèmes, appelle sur l'abdomen, ou laisse stagner dans cette région une surabondance d'humeurs, principalement dans les cas où les organes biliaires sont déjà naturellement sur-excités.

M. Il me reste à terminer ces prolégomènes par une explication de ce que l'on doit entendre par la maladie dite *typhus*, trop vaguement désignée jusqu'à ce jour.

Le mot *typhus*, emprunté des anciens, qui donnaient ce nom aux affections fébriles, dont

---

(1) Lepecq de la Cloture, Observations, etc., in-4.°, *t.* I, *p.* 543. — *Voyez* mon Traité sur la contagion, *p.* 270, et mes derniers Mémoires, etc. Introd., *p.* ij.

les causes étaient cachées, dont les symptômes,
qui semblaient la plupart tenir à une lésion
dans le système cérébral, étaient insolites, graves, confus, et dont la marche était insidieuse
et désordonnée, servira aujourd'hui à signaler
toute fièvre, toute perturbation provenant d'une
diminution ou d'un *défaut d'énergie*, soit du
côté du cerveau, soit, suivant moi, du côté *du
système dermoïde ou cutané*. Cette manière de
concevoir et de présenter le typhus permettra
de ranger, sous cette dénomination générale, des
états fébriles qui, ne devant point former de
maladies *sui generis*, n'auront tout au plus des
noms tant soit peu différens que d'après les
systèmes organiques les plus compromis, et
d'après la manière dont les symptômes arrive-
ront, et en même temps d'après l'apparition
successive et la gravité de ces mêmes symptômes (1). — Il ne faut pas se dissimuler que

---

(1) En appelant *typhus* toutes les fièvres dont la cause,
l'invasion, le siége, la marche, les symptômes, les accidens,
le traitement et la terminaison varient à l'infini, n'avoue-
t-on pas que l'on n'est nullement d'accord sur l'étymologie,
sur la signification et sur la valeur de ce mot? Avec cette
incertitude, il n'est pas étonnant que l'on ait confondu
sous cette même dénomination : — 1.º le *typhus* d'Hippocrate, auquel se rapportent la fièvre *pituiteuse* de Galien,
la fièvre *lenticulaire*, *pétéchiale* de Fracastor et de Ra-

quelques nosologistes ont voulu faire du *typhus*
une maladie à part, et qu'ils ont pris même à

---

mazzini, la *névrode* de Willis, etc. ; — 2.º le typhus *aigu*
des Allemands et de Brera : le typhus *famelicus* de Sagar,
le typhus *fébrile* de Broussais, le *typhus* de Hernandez,
distingué en *nerveux*, en *musculaire* et en *lymphatique*,
le typhus *nerveux* de Home, le typhus *vasculaire* (vaso-
rum) de Reil, etc. ; — 5.º le typhus pestilentiel ou la
peste d'Orient de Hildenbrand qui le divise encore en *bu-*
bonique et en *anthracique*, le typhus *icterodes* ou le *causus*
tropicus endemicus des médecins navigateurs, ou *l'ochro-*
pyra de Swediaur, le typhus *contagieux* de plusieurs, le
typhus *charbonneux* avec épanchement dans les cavités
abdominale, *thoracique*, etc. ; le typhus *pétéchial* (con-
tagium methysticum) ou le typhus *nostras*, etc. etc. ;
— 4.º le typhus *sporadique* de Franck, auquel peuvent
appartenir la fièvre *ardente*, la fièvre leipyrie, *l'hémitri-*
tée, la fièvre *ganglionnaire* ou *splanchnique*, la *tritéophée*
typhoïde de Manget, les *inflammations cérébrales*, la *gastro-*
malacie des enfans, la fièvre *lente* de Huxham, la fièvre
nerveuse des Anglais modernes, la fièvre *nerveuse maligne*
de Reil, la fièvre *catarrhale maligne* de Ludwig, la *gas-*
tro-enterite ordinairement compliquée de catarrhe pulmonaire de Broussais, la fièvre *militaire* ou *nosoco-*
miale d'un grand nombre de praticiens, la fièvre *typhode*
qui se divise en *gastrique*, en *muqueuse* et en *adynami-*
que, la synoque *maligne* de Burserius, la fièvre *putride*
nerveuse de Mertens, la fièvre *maligne* de Lorry, la fièvre
asthénique de Brown, la fièvre *nerveuse stupide* de J. P.
Franck, la *fièvre* ou la *maladie* ou la *peste* de Hongrie
(*lues pannonica*, *lues hungarica*, *amphimerina hunga-*
rica de Sauvages, *phrenitis pannonica* de Cartheuser), la

tâche de faire croire que son apparition, par exemple, à la fin du deuxième ou au commencement du troisième temps ou stade d'une fièvre muqueuse, catarrhale et asthénique, déterminait une complication ou plutôt une dégénération de cette dernière, et qu'elle en produisait une telle modification qu'elle semblait lui donner un caractère tranchant et nouveau, tiré de *sa contagionabilité*. Toutefois, il est comme constant que cette dernière propriété morbide tient moins à l'affection dite *typhoïde* qu'à certaines conditions ou circonstances particulières où se trouvent les malades, et sans lesquelles l'affection catarrhale, que l'on cite ici pour exemple, ne se communique point. J'ai déjà cherché à prouver cette assertion dans plusieurs ouvrages, latins et français, que j'ai publiés, depuis plus de vingt ans, sur les maladies pestilentielles et contagieuses. C'est, au surplus, pour la confirmer davantage que je vais présenter de nouvelles notions, plus ou moins générales, sur l'étiologie et la symptomatologie des épidémies *simples* et des épidémies *contagieuses*.

----

fièvre *maligne pestilentielle* (dans l'île de Grenade) de C. Chisholm, etc.

DIFFÉRENCES

DES MALADIES ÉPIDÉMIQUES ET TYPHOÏDES.

I. Parmi les causes coadjuvantes d'une épidémie, d'une fièvre pestilentielle, etc., l'on doit ranger l'air chaud et humide (1) qui, dans ces

(1) Si l'humidité de l'atmosphère, quand elle est plus grande que *celle du sol*, influe sur la végétation, au point de faire prendre à la sève une marche rétrograde et toute contraire à celle qu'elle a ordinairement (*Instit. Nation. Sc. Math. et Phys.*, t. viij, p. 76), pourquoi n'agirait-elle pas activement sur nos corps? (*Voyez* mon ouvrage sur la contagion, *p.* 125, 242.) — Relativement à la végétation, croirait-on que sa vigueur devînt une circonstance favorable à l'établissement et à l'exaspération d'une épidémie? Cette opinion, émise par Pierre Vanel-Saker, Fink et Jackson, paraît d'autant plus fondée que certaines contrées où la végétation, *une fois* développée, devient beaucoup plus active qu'en France, sont plus souvent ravagées par les fièvres pestilentielles (*Ann. de litt. médic. étrang.*, t. 11, p. 162). — J'ai cherché à expliquer ce phénomène (*voyez* mon Traité sur la contagion, etc., *p.* 158) par l'admission d'un antagonisme entre la végétation et l'animalisation, surtout dans les localités où la nature est parée de sa plus belle verdure et d'un air de vie et de fraîcheur tout-à-fait sédui-

cas, peut encore en favoriser l'établissement et la propagation, non point en servant de véhicule aux miasmes délétères, mais plutôt en facilitant et nécessitant, par sa température, une affinité de sa part avec celle de la chaleur des individus qui sont exposés à prendre l'infection, de manière à donner aux fibres de ces personnes un état de souplesse et de relâchement qui provoque ou facilite l'impression des miasmes nuisibles, laquelle serait nulle sous l'action d'une atmosphère sèche et brûlante, ou froide, mais également sèche (1). — L'inconvénient d'un air chaud et humide est encore renforcé par une manière vicieuse de vivre : c'est ce qu'on a pu remarquer dans l'épidémie de fièvre muqueuse et réellement contagieuse qui a régné, en décembre 1824, dans deux pensionnats de demoiselles, à Bordeaux, mais qui n'a été désastreuse que dans celui dont les appartemens étaient mal aérés, où les jeunes personnes étaient encombrées et mal nourries (2).

Toutefois, tous les inconvéniens dont il vient

---

sant, et où cependant les habitans sont d'une pâleur extraordinaire et d'une atonie marquée (Mac-Carthy, *Choix des voyages*, t. viij, p. 314).

(1) *Voyez* mon Traité cité, *p.* **214.**

(2) Société de médec. de Bordeaux, séance publique, 31 août 1825, *p.* **15.**

d'être question , et que l'on regarde comme inhérens à un air chaud et humide, stagnant, corrompu, etc., ne tiennent pas uniquement à l'impression récente de l'état actuel de l'atmosphère, mais plus spécialement encore aux constitutions atmosphériques *passées* , lesquelles effectivement, ayant dominé trop long-temps, sont ce qui influe le plus sur la condition *présente* des êtres animés ou inanimés. Au surplus, l'action d'un air chaud et humide aura un effet différent, suivant que les individus qui lui sont soumis pour le moment seront indigènes ou étrangers. C'est ainsi, par exemple, que dans les états romains, dont la température va + de 26 à 28 degrés (R.), les gens méridionaux peuvent n'y contracter que des fièvres intermittentes, lesquelles sont par fois remplacées par des accidens de fièvre jaune parmi des corps de militaires allemands, plus susceptibles que les premiers de souffrir de cette chaleur atmosphérique (1).

II. Les maladies épidémiques attaquent toujours plus volontiers les gens délicats et d'humeurs appauvries que les personnes robustes, lesquelles sont, toutes choses égales d'ailleurs,

______

(1) *Voyez* Audouard, Contagion des fièvres intermittentes, *p.* 48

plus exposées aux atteintes pestilentielles. —
Elles sont plus communes à la campagne, tandis
que les pestilences sont plus faciles à s'établir et
plus fréquentes dans les lieux très-peuplés et où
l'air est moins souvent changé. Cela est si vrai
que les maladies épidémiques deviennent plus
aisément contagieuses, par exemple, dans la
Guyane française, parce que le sol et l'atmosphère de cette contrée sont *très-peu* agités et
balayés, relativement à l'air et au sol d'autres
pays où règnent volontiers des épidémies, et en
un mot parce que la Guyane n'est point ravagée
ni bouleversée par les orages et les tremblemens
de terre (1). Ainsi les épidémies sont ordinairement et décidément locales, c'est-à-dire limitées à un endroit, qui toutefois encore peut être
d'une étendue supérieure à celle du lieu où une
maladie contagieuse s'est quelquefois fixée. —
De plus, si c'est spécialement par un changement brusque mais tranchant de l'atmosphère
que les épidémies se déclarent, c'est, au contraire, quand la température du jour n'éprouve
presque point de différence d'avec celle de la
nuit que s'établit un typhus contagieux parmi
les habitans d'une ville populeuse et mal aérée,
quand en même temps ils offrent entr'eux des

---

(1) Encyclopédie moderne, *t.* XII, *p.* 678.

relations réciproques de travaux, de goût, de régime, etc. Conformément à ce que je viens de dire, les épidémies ou les fièvres régnantes par l'influence atmosphérique, doivent se dessiner avec une régularité plus constante dans les temps secs et dans les constitutions naturelles de l'air, que dans les mois *pluvieux*, où l'atmosphère, plus ou moins altérée et inquinée, ne jouit plus de son action ordinaire sur nos corps (1).

Hildenbrand (2), ne faisant point cette distinction sur la cause des fièvres contagieuses, tenant, en général, à la *longue durée* de l'action des six choses non-naturelles, et en particulier à l'air trop long-temps le même, et sur celle des fièvres épidémiques qui dépendent des différentes vicissitudes de l'air (3), est fort embarrassé pour expliquer l'origine des épidémies annuelles et intercurrentes, etc. — Il faut encore noter que les pyrexies *contagieuses* sont plus variables et plus sujettes à présenter des symptômes différens de ceux des *épidémiques* qui, encore une fois, ont un *formel* tellement

---

(1) Balme, Observat., etc., sur la contagion, *p.* 125.

(2) *Rat. medendi, pars I, p.* 187, 194.

(3) Dans l'île Feroë, où les vents renouvellent souvent l'air, on ne voit point survenir de maladies contagieuses, mais les rhumes épidémiques, etc., y sont très-fréquens.

constant que les maladies populaires décrites par les anciens, sont les mêmes que celles d'aujourd'hui. Enfin, l'on se rappellera que les épidémies dont la cause est plus générale et l'action plus étendue, peuvent modifier et changer les maladies contagieuses dont la cause est plus isolée, mais plus marquée et plus spécifique, de manière que les premières tendent à donner leur caractère aux dernières (1).

III. L'invasion et la marche d'une épidémie ne sont pas encore celles de la maladie contagieuse; car si une épidémie sévit sur une population entière, c'est tout d'un coup, et non point successivement. Il faut avouer qu'Hippocrate paraît avoir confondu les affections épidémiques et contagieuses, en avançant que presque toujours elles étaient le résultat de la longue continuité d'une même température; mais je ferai observer que ce père de la médecine a en quelque sorte réparé cette confusion, en déclarant en même temps que les maladies épidémiques étaient aussi produites par les *écarts excessifs des saisons :* alors ces dernières maladies se rapporteraient à celles que nous appelons aussi et positivement *épidémiques* (2).

---

(1) Hildenbrand, *Rat. med.*, *pars II*, *p.* 150, 155.
(2) *Voyez* mon ouvrage sur la contagion, *p.* 126.

IV. Une circonstance particulière qui établit une différence caractéristique entre l'épidémie et la contagion, se tire de l'état d'*excitation* que *l'organe cutané* doit présenter chez ceux qui sont exposés à l'action de celle-ci, *mais avant qu'ils en éprouvent l'atteinte* ; au lieu que l'immunité d'une épidémie qui dépend d'un air insalubre, ou du vice d'une des six choses non-naturelles, n'a point lieu en faveur des sujets affaiblis ou convalescens, comme des leuco-phlegmatiques, des hydropiques, et autres valé-tudinaires, lesquels sont bien loin d'être dans cet état d'identité de fonctions, de travaux, de régime, etc., que j'ai dit si souvent être néces-saire à la communication de la contagion (1) de la fièvre jaune, par exemple, à l'abri de laquelle, en effet, se trouvent les Européens habitant les Antilles, qui sont paresseux, qui ont la peau toujours moite, fraîche et molle, et dont, en un mot, l'idiosyncrasie est signalée par une inertie morale et physique (2).

V. Les différentes espèces de typhus n'ont pas toutes, ai-je dit, la même direction, ni la même marche, ni la même terminaison. La peste ne se propage jamais de l'Egypte vers les Indes-

---

(1) *Voyez* mon ouvrage sur la contagion , *p.* 155.
(2) Mac-Carthy, Choix des voyages, *t.* VI, *p.* 519.

Orientales, et surtout en Turquie et à la Chine, tandis qu'elle tend toujours vers l'Occident (1). — Le choléra semble affecter de visiter successivement les îles et les côtes des continens que baigne la mer des Indes, et qui regardent l'Est et le Sud-Est de l'Afrique, l'Ouest et le Sud-Ouest des Indes, pour de-là gagner de temps en temps les terres occidentales et septentrionales de l'Asie.

VI. Une épidémie typhoïde peut être mortelle dès son invasion, dès sa première attaque; mais plus cette funeste terminaison est prompte, plus difficile, plus lente est la contagion. — Une maladie pestilentielle, le choléra, par exemple, survient d'abord par un ou quelques accidens isolés, disséminés, sporadiques, et alors ses attaques sont bornées, limitées, circonscrites, quoique quelquefois très-promptement meurtrières. Mais bientôt le nombre de ces accidens maladifs augmente sous l'influence d'une mauvaise alimentation, ou sous celle d'une intempérie de l'air et de la misère, etc., *et le mal devient épidémique.* Ce n'est pas tout, car, dans cet état des choses, il peut encore se faire que des *sympathies individuelles* s'établissent parmi un nombre plus ou moins grand de personnes,

---

(1) Dict. des sciences médic., *t.* XII, *p.* 183.

2..

dont ainsi l'organisme et la condition physique
extérieure permettent facilement l'extension et
la propagation de la contagion. Dès-lors, la pes-
tilence ne se borne plus à ne consister que dans
quelques cas particuliers, sporadiques, sponta-
nés, ou même épidémiques de la maladie :
celle-ci se montre et elle s'établit contagieuse (1).

On concevra ainsi, et on admettra sans doute
facilement la conversion d'une maladie sporadique en épidémique et en contagieuse, si l'on
se rappelle qu'en 1790, la fièvre jaune, par
exemple, ne fut que sporadique à Philadelphie,
où elle ne se manifesta que par quelques cas
individuels ; qu'en 1792, on n'en observa que
quelques légères traces ; qu'elle parut même
s'assoupir en 1793, et enfin que, dans les étés
de 1795 et 1796, ce typhus pestilentiel se ré-
veilla et se développa avec une nouvelle énergie (2). Cette marche entrecoupée de la fièvre
jaune est bien capable d'exciter nos appréhen-
sions au sujet du choléra, dont je suis convaincu
qu'il a déjà existé des atteintes sporadiques dans
cette ville (Lyon), malgré la dénégation sans
doute sollicitée et obligée de quelques méde-

----

(1) Schnurrer, sur les épidémies et les contagions,
p. 131, 136. — Mon ouvrage sur la contagion, *p.* 188.

(2) Balme, Observ. etc. sur la contagion, etc., *p.* 292.

cins — On ajoutera encore que quoique le typhus ictérodes des Antilles, par exemple, produit par l'excessive chaleur et la grande humidité de l'atmosphère, et agissant sur des sujets accoutumés à des impressions très-différentes, ne soit pas *miasmatique*, et conséquemment contagieux dans son principe (1), sa contagionabilité peut cependant se développer facilement pour peu que quelques circonstances viennent établir ou augmenter les relations, les rapprochemens, etc., entre les malades et les non-malades. C'est d'après cette conversion successive, dont il a déjà été questien, que l'on peut convenir, avec le docteur Audouard (2), que la fièvre jaune, ou autre typhus analogue, vient d'abord sporadiquement, puis épidémiquement, et enfin contagieusement.

VII. Comme il est utile d'insister sur ce passage ou sur cette conversion d'une maladie simple et isolée en une maladie plus répandue et même en une maladie susceptible de se communiquer, je soumets au lecteur les remarques suivantes :

1.º Une fièvre gastrique bilieuse *simple* peut devenir facilement *épidémique* quand elle est

----

(1) Nouvelle Bibliot. médic , *t.* III , *p.* 268.
(2) Nouvelle Bibl. méd. , *t.* III, *p.* 405.

provoquée d'une manière *générale*, par exemple, par l'action d'un air chaud et humide, et
surtout par celle des effluves marécageux ; et 2.°
d'une manière *particulière* spéciale, comme par
suite d'un régime de vie qui exerce trop le système abdominal, et surtout le biliaire et le gastrique. Aussi remarque-t-on, d'une part, que le
Nord (au moins de l'Europe), où l'atmosphère
est moins mollasse, moins délétère, et dont les
habitans sont plus actifs et plus sobres, est
moins ravagé par les grandes épidémies bi-
lieuses ; et de l'autre part, que ceux qui ont des
dispositions qui leur sont inhérentes ou qui leur
viennent du dehors, comme de l'air, etc., à s'en
voir atteints, peuvent cependant s'en préserver
en diminuant ou en combattant l'irritation de
leur système bilieux par l'usage des lavemens
et d'autres moyens émolliens (1).

2.° Si cette fièvre gastro-bilieuse, simple jusqu'à présent, s'étend au-delà des premières
voies, ou plutôt si une affection d'autres parties
fait révulsion ou laisse affluer vers ces mêmes
premières voies des humeurs excrémentielles,
comme cela peut arriver par un dérangement
de la transpiration, à la suite des variations fréquentes de l'atmosphère, etc. ; alors non-seule-

---

(1) *Voyez* mon Traité sur la contagion, etc., *p.* 55.

ment elle devient *épidémique*, mais encore elle a de la tendance à devenir contagieuse (1).

3.° Il est à conclure de ce qui vient d'être avancé que la maladie *épidémique*, devenue telle par l'action d'une ou de plusieurs des six choses non-naturelles, dépend moins de la disposition particulière de nos corps que de la *constitution* de l'année, des saisons, etc.; et que la *contagieuse*, qui résulte essentiellement de l'influence réciproque de plusieurs individus réunis, exige nécessairement pour sa production une moindre irritation dans le système biliaire et digestif; mais j'ajouterai que cette moindre irritation est suppléée par de nombreuses affinités, qui servent comme de moyens de liaison et de *consensus* entre les habitans d'une même ville, entre les membres d'une même famille, et dont l'absence empêcherait l'extension de la contagion (2).

4.° On dira donc, 1.° que la fièvre jaune *épidémique*, par exemple, règne souvent dans les îles Caraïbes et dans l'Amérique du Nord, où la tempérance n'est point la vertu dominante, et où elle se répand moins par les relations entre les colons et les habitans que par

______

(1) *Voyez* mon Traité sur la contagion, *p.* 54, 152.

(2) *Voyez* mon Traité sur la contagion, *p.* 53.

l'action ou l'influence des six choses non-naturelles ; et 2.° que la fièvre jaune *contagieuse* peut se montrer parmi les Européens, qui sont supposés respirer un air chaud et humide, tenir un régime échauffant, et en outre contracter et exercer des rapports évidens avec des étrangers qui sont contagiés, et dans le voisinage desquels ils sont placés plus ou moins près. En un mot, les individus exposés à l'épidémie doivent être considérés comme se trouvant dans des circonstances *extrinsèques* analogues à celles où sont ceux qui ont déjà la maladie régnante ; tandis que, par la conversion de l'épidémie en contagion, il doit exister entre les malades et ceux à qui ils peuvent communiquer leur état morbide, des relations réciproques et un organisme quasi identique (1).

VIII. C'est pour me faire mieux comprendre dans ce que je viens d'avancer que je rappellerai les constitutions maladives que j'ai divisées, 1.° en *épidémiques*, ou celles provenant de l'action défavorable et *dominante* de l'une ou de l'autre des six choses non-naturelles ; 2.° en celles par *infection*, produites par des effluves délétères que peuvent fournir les substances végétales ou animales, mais désorganisées et

____

(1) *Voyez* mon Traité cité, *p.* 56.

privées de la vie ; et 3.° en *contagieuses*, ou celles qui doivent être attribuées à des miasmes morbides transmis des corps malades à d'autres qui ne le sont pas encore réellement, mais qui sont disposés à le devenir. Ainsi il faut regarder comme inadmissible la condition demandée par le docteur Broussais pour établir et faire admettre qu'une maladie est contagieuse, et qui consisterait à démontrer que la propagation de cette maladie a eu lieu hors l'enceinte où elle a pris naissance, et qu'elle pût s'effectuer par des individus isolés, malgré la salubrité des localités (1). Car une contagion, du moins suivant moi, ne se développera jamais chez des sujets qui *seront isolés* et qui habiteront des endroits sains, et dont la salubrité ne doit point se juger d'après la position topographique, mais bien plutôt d'après la disposition *locale*.

IX. Outre les différences mentionnées ci-dessus, entre le typhus et les épidémies, et qui sont pareillement admissibles pour les fièvres endémiques, il en est encore deux autres bien manifestes entre ces dernières et les maladies pestilentielles : la première est, que ceux qui ont eu une fois une maladie endémique, conservent long-temps une disposition à la repren-

---

(1) Broussais, Annales de méd. physiol., *t.* II, *p.* 62.

dre, tandis que les récidives des typhus sont plus que rares; et la seconde consiste en ce que les maladies pestilentielles se terminent ordinairement par le rétablissement de la santé, au lieu que les fièvres endémiques laissent constamment après elles des affections chroniques.

X. Les différences entre les typhus et les épidémies ne dépendent pas uniquement des causes intrinsèques et particulières aux individus, il en est d'autres qu'il faut attribuer à des agens extérieurs à nos corps. Ainsi, le vent du Midi relâche le cerveau aussi bien que les veines, et le Nord, au contraire, dessèche les mêmes systèmes; de manière que tels ou tels symptômes morbides d'une maladie, ou populaire ou contagieuse, doivent préférablement avoir lieu suivant que c'est le Sud ou le Nord qui domine (1); et qu'il n'est pas extraordinaire que cette même maladie qui arrive dans les pays septentrionaux ou qui sévit sous l'influence du vent du Nord, se complique de la miliaire, pendant que dans les contrées méridionales, ou sous l'action du vent du Sud, elle s'accompagne d'éruptions pourprées ou pétéchiales. Mais, dans ces cas mêmes, il faut savoir que l'influence des vents est en rapport avec la permanence et la

---

(1) Lancisi, *Opera omnia*, in-4.°, *t.* I, *p.* **91.**

longue durée de la constitution atmosphérique qui a précédé ; voilà pourquoi un abaissement extraordinaire de la température ayant eu lieu dans les Antilles après des vents violens qui avaient commencé à souffler depuis janvier jusqu'à la mi-avril 1826, l'on n'a pas tardé de voir survenir une maladie épidémique inflammatoire qui bientôt a dégénéré en une vraie fièvre jaune parmi les habitans qui se sont trouvés avoir contracté des rapports mutuels plus rapprochés sous l'influence de l'état permanent de l'atmosphère indiqué ci-dessus, et spécialement sous celle de la commotion générale éprouvée, à l'occasion d'un tremblement de terre, au commencement de mai (1).

XI. Serait-il vrai que les maladies épidémiques, et surtout les contagieuses, s'établissent et s'exaspèrent toutes les fois que l'influence de l'atmosphère est diminuée ? cette idée serait-elle confirmée par l'observation, 1.° que dans les pays chauds, où la peste, la fièvre jaune et le choléra sévissent fréquemment, le corps est moins pressé par l'atmosphère, — qu'il augmente même de volume, et que nos parties molles se développent à un degré quelquefois étonnant, suivant l'âge, le sexe, et d'autres cir-

----

(1) Bullet. des Sciences méd., t. IX, p. 275, 285.

constances particulières, etc.; — 2.º que l'invasion des fièvres se fait avec une régularité plus constante dans les saisons sèches et dans les constitutions plus naturelles de ces mêmes saisons, que dans les temps pluvieux, où l'atmosphère, inquinée ou dérangée, n'a plus son action ordinaire, de manière à faire varier même celle des corps célestes sur les corps animés de notre globe; — 3.º qu'une *mobilité constante* dans l'atmosphère paraît être une des principales causes de la rareté des *vraies* ou *grandes épidémies* à Montpellier, tandis qu'il en est tout autrement pour les contrées où le ciel est généralement plus uniforme et plus long-temps le même, et que c'est par un changement brusque mais tranchant dans l'atmosphère que les épidémies s'y décident (1); — 4.º enfin, que cette même invasion des fièvres est plus anomale lorsque ces maladies deviennent populaires, circonstance où l'augmentation de l'influence

---

(1) Ainsi, la maladie qui régna dans l'été de 1805, parmi tous les ouvriers d'une galerie dans une mine de houille, près de Valenciennes, et qui était due évidemment à l'influence du gaz hydrogène sulfuré (*Bibl. médic.* t. VI, p. 193, 342, et t. VII, p. 297), ainsi qu'à l'identité d'occupations et de régime de tous les travailleurs, devait être regardée, moins comme une maladie épidémique que comme une maladie contagieuse.

réciproque des hommes entr'eux diminue d'autant l'intensité de celle de l'atmosphère, etc., sur chacun d'eux?

XII. Le résultat des influences générales ou particulières dont il vient d'être question ne s'exprime pas seulement sur le facies des affections épidémiques, pestilentielles et contagieuses, il se ressent encore du siége de leurs symptômes morbides. Ainsi, dans le typhus d'Orient, quand il se développe en Russie, les bubons y paraissent en bien plus grand nombre qu'à Damiette, dont la température est plus humide et le sol plus boueux que celui du reste de l'Égypte, et où l'on a vu les anthraxs plus nombreux; et, qui plus est, c'est que dans la première contrée septentrionale, ces mêmes bubons sont plus ordinairement (*chez les adultes*) dans les aînes, rarement sous les bras, et presque jamais dans la glande parotide, et toujours au-dessous du corps glanduleux et non au-dessus; tandis que *chez les enfans* ils se sont placés constamment dans la parotide, bien moins souvent sous le bras, et jamais dans la région inguinale.

XIII. L'on a encore eu lieu d'observer que l'engorgement *parotidien* se manifestait préférablement chez les individus qui se trouvaient atteints de la peste, *mais étant dans une prison*, et que le développement des bubons était moins

fréquent dans les grandes chaleurs sèches, auxquelles il faut aussi attribuer les éruptions mi-
liaires et pétéchiales, ou les taches livides, ou
les charbons, dont s'accompagnent, soit la fièvre
jaune des contrées sous la zône torride, soit le
choléra du Bengale qui, après avoir paru dans
les mois de mai et de juin 1818, a cessé promptement par la survenue d'une grande et abon-
dante pluie.

XIV. Au reste, toutes ces différentes lésions
organiques, qui accompagnent ordinairement les
maladies typhoïdes, ne sont pas constamment et
invariablement aperçues; car leur manifestation
peut tenir en partie à la période de la maladie
où la mort a eu lieu, de telle sorte que, si cette
dernière et fâcheuse terminaison arrive dans la
première période où l'inflammation s'exprime
dès le principe sur le cerveau ou la moelle épinière, l'autopsie cadavérique ne nous montrera
aucune lésion organique; mais il en est autrement si cette inflammation a eu le temps de
s'étendre à l'estomac, au foie, etc.

XV. N'a-t-on pas vu également, que dans les
épizooties qui règnent de temps en temps dans
l'île Bourbon, tous les animaux n'offraient pas
sans exception les mêmes symptômes morbides,
dont en conséquence l'instabilité causait aussi
celle de l'espèce de lésion que l'on découvrait

après la mort dans tel ou tel système (1)? On a donc eu tort d'avancer que les caractères essentiels des maladies contagieuses (2) sont de se communiquer d'un individu à un autre, par contact médiat ou immédiat, *toujours avec les mêmes symptômes et indépendamment des influences locales.* Ces dernières, dont il a déjà été question (*voyez* p. 4, 18), et qui sont surtout modifiées par les saisons, font tellement varier le *facies* d'une épidémie, que la peste, par exemple, qui s'était déclarée dans les hôpitaux encombrés de l'armée anglaise, en Egypte, a commencé par présenter tous les caractères du typhus ou de la fièvre maligne nerveuse; qu'elle revêtit ceux des fièvres intermittentes et rémittentes quand cette armée établit son camp sur le terrain marécageux d'El-Hamed; qu'ensuite, dans les mois de décembre et de janvier, l'épidémie, prenant le type inflammatoire, se montra souvent avec les symptômes d'une inflammation de poitrine; et enfin, que, dans la saison tempérée, elle ne parut que sous la forme d'une fièvre continue assez bénigne (3).

XVI. La différence des symptômes typhoïdes

---

(1) Rozier, Observ. sur la phys. suppl., *t.* XIII, *p.* 195.
(2) Encyclop. moderne, *t.* VIII, *p.* 354.
(3) Mac-Gregor, *Medic. Sketches*, *etc.* London, 1804.

tenant, ainsi qu'il a été dit précédemment, à la diversité de la source des miasmes délétères et des organes qui en sont frappés, on doit admettre avec le docteur Roux (1), 1.° que quand les gaz qui vicient l'atmosphère contiennent des acides en dissolution ou en suspension, leur action tend naturellement à se diriger sur la membrane mucoso - pulmonaire ; et 2.° que quand ces miasmes résultent de la décomposition de substances animales ou végétales, c'est sur le système nerveux et digestif que se porte préférablement leur action morbifique (*voyez* les Prolégomènes, lettre *L*). En général, dans la plupart des fièvres typhoïdes, c'est l'organe cutané qui présente moins un état de désorganisation proprement dite qu'un certain degré de lésion dans ses fonctions, lequel ne s'établit pas avec la même promptitude dans ces typhus ; par exemple, dans la première période de la fièvre jaune, le visage du malade est plus particulièrement boursouflé, rouge, luisant ; mais il commence à diminuer vers le quatrième jour : il devient ou *plombé* ou *livescent* au deuxième septénaire, quand la terminaison doit être funeste. L'état du sang doit se ressentir de ce

---

(1) Roux, Hist. méd. de l'armée française en Morée, 1829, *p.* 59.

désordre cutané; et en effet, il existe toujours dans ce cas un défaut de cohésion, de condensation dans les élémens de ce fluide, dont l'on sait que l'élaboration normale se fait autant dans l'appareil dermoïde que dans le pulmonaire; de-là dérivent ou les pétéchies, ou les ecchymoses, ou les sugillations, que l'on connaît sous les noms de *lividité*, de *vergeture*, de *vibex*, etc., ou un ictère jaune ou noir dans la peste d'Orient et la fièvre jaune, surtout quand il y a complication cérébrale (1), et que l'on se trouve sous l'influence des grandes chaleurs et d'un état tranquille et mollasse de l'atmosphère.

XVII. Cette altération dans la coloration de la peau, qui s'explique par la paralysie qui est censée frapper ou l'appareil respiratoire, ou peut-être plus primitivement le système cutané, et qui probablement tient à ce que le sang a perdu son principe salin et sa saveur salée (2),

----

(1) Haller, Elem. physiol., *t.* I, § VII, *sect.* I. — *Voyez* mon ouvrage sur la contagion, *p.* 258, 271.

(2) Dict. des Sc. méd., *t.* VII, *p.* 205. — Pourquoi donc nos investigations pathologico-anatomiques seraient-elles concentrées sur nos seuls systèmes intérieurs? Pourquoi le docteur Automarchi attribue-t-il la mort des cholériques à un état du cœur semblable à celui des asphyxiés, etc.? *Voyez* le *Constitutionnel* du mardi 12 juillet 1831.

doit, avec les mêmes circonstances adjuvantes, se montrer dans le choléra, où de plus elle sera modifiée par un état d'irritation et de saburre dans les premières voies, ainsi que par le défaut de propreté et par les erreurs dans le régime. Aussi ne doit-on pas oublier que la *cyanose* n'est pas constante dans le choléra indien, tandis que, dans celui de l'Europe, la peau de tout le corps se flétrit, surtout au bout des doigts, et devient brune, et que la différence de la température de l'air, de la nature du sol, et de l'alimentation des Asiatiques, etc., ne peut qu'en amener dans le *facies*, dans l'intensité, dans la marche et dans la succession des différentes périodes de leur choléra et du nôtre. On aurait donc eu tort d'avancer, dans un compte-rendu, que le choléra a présenté les mêmes symptômes *dans tous les climats*, d'autant plus qu'il doit arriver dans ce dernier typhus ce qui arrive dans la fièvre jaune, laquelle est bien moins contagieuse aux Antilles, etc., dont l'atmosphère est plus dense et plus aqueuse, tandis que celle du continent l'est davantage, parce que l'air y est plus chaud à proportion de son humidité, qui y est moindre (1). L'ictère, qui est un symptôme habituel de la fièvre jaune, et qui

____

(1) *Voyez* mon Traité sur la contagion, *p.* 124.

souvent provient de la même cause que le choléra (1), n'est-il pas plus rare dans les contrées
du Nord que dans les pays chauds et marécageux (2)? et pourquoi n'admettrait-on pas une
semblable variation dans la symptomatologie du
choléra, suivant le climat, le tempérament, etc.?
Au surplus, la cyanose cholérique, que quelques-uns regardent comme invariable et exclu-
sive, n'est pas tellement particulière au choléra
qu'on ne la remarque point dans la peste d'O-
rient, où en effet j'ai vu parfois la peau des
malades maculée par des sugillations (3) noirâtres et plus ou moins étendues, ou même par
des teintes jaunes plus ou moins générales, ce
qui établirait une nuance de la couleur altérée
et intermédiaire entre celle de la peau des cholériques et celle des malades de la fièvre jaune.
Du reste, cette coloration bleue ou noirâtre peut
se manifester principalement dans les parties
lâches ou cellulaires du visage ou des différens
points des extrémités thoraciques chez les cholériques qui souffrent ou de la tête ou de la
poitrine, qui font des efforts pour aller du ven-

---

(1) Bianchi, *Historia hepatica*, p. 602.

(2) Audouard, Contagion des fièvres intermit. , *p.* 61.

(3) On trouve cette décoloration cutanée dans toutes
les maladies pestilentielles. Roux, l'Observateur des Sc.
médic. *Marseille* , *in*-8.º, *t.* III, *p.* 47.

3..

tre ou pour vomir, efforts qui font porter le sang vers les parties d'en-haut. Enfin, elle peut encore être remplacée par la jaunisse chez ceux de ces mêmes cholériques qui se sont adonnés depuis plus ou moins de temps à l'usage immodéré de l'eau-de-vie (1). Mais si, d'une part, la teinte bleue ou brune de la peau n'est pas constante ni univoque pour le choléra, il est encore certain, de l'autre part, que ce dernier état morbide, modifié et influencé par des circonstances particulières, se rapproche quelquefois de la peste d'Orient, dont en effet il a emprunté un symptôme ordinaire et tiré de l'existence des *parotides*, qui toutefois n'ont pas été aussi funestes qu'elles le sont dans le typhus d'Orient (2).

XVIII. Au sujet de cette altération morbide de la couleur extérieure de toutes nos parties, et qui paraît être assez analogue avec la plupart des états maladifs de la superficie des végétaux (3), Hildenbrand demandait si l'action d'une fièvre pestilentielle ne consisterait pas dans une désoxidation de la peau, ou bien si elle ne dépendrait pas d'une modification vi-

---

(1) Miquel, Bulletin génér. de thérap., *t.* III, *p.* 119.
(2) Miquel, *idem*, *p.* 126.
(3) *Voyez* Dict. des sciences natur., *t.* XXVIII, *p.* 450.

cieuse de la sensibilité et de l'irritabilité des
tégumens communs (1), de manière qu'en ad-
mettant cette dernière lésion, elle produirait
tantôt le frisson, tantôt la chaleur, suivant
qu'elle serait en *moins* ou en *plus*, et qu'elle
varierait dans sa manifestation suivant la période de la maladie (2)? Ce qu'il y a de plus
certain, c'est que cette altération dans les pro-
priétés vitales des tégumens ne commence pas
toujours dans les mêmes parties du corps : par
exemple, dans la fièvre jaune d'Espagne, le
froid s'est constamment déclaré d'abord aux
membres supérieurs avant de descendre aux
inférieurs (3), tandis que dans le choléra c'est
ordinairement dans les extrémités abdominales
que l'on commence à se plaindre du refroidissement. Du reste, le climat fait encore varier
ce symptôme tiré du rigor et du frisson; car il
n'est pas si intense sous les zônes torrides, ou
du moins il ne s'y établit bien que dans les mois
qui sont les moins chauds (4). Cette diversité
dans les phénomènes morbides est également à

---

(1) Hildenbrand, *Rat. med.*, *pars* I, p. **220**. — *Voyez*
aussi mon Traité sur la contagion, *p.* **236, 250**.

(2) Encyclop. méthod. médic., *article* PEAU.

(3) Broussais, Annales, etc., *t.* V, *p.* **260**.

(4) Bréra, Sylloge, etc., *t.* IV, *p.* **41**.

remarquer dans le choléra qui frappe les sujets *hépatiques*, dont les conduits biliaires font irradier leur irritation sur le système nerveux (1), et dont les symptômes *abdominaux* ordinaires s'accompagnent souvent, et surtout en automne, des signes d'un embarras, d'une congestion dans la tête (2), ou de spasmes dans les viscères du ventre, quand les individus ont eu depuis plus ou moins de temps à se plaindre de l'affection hypocondriaque, circonstance à laquelle doit naissance le choléra *sec*, *spasmodique*, *légitime*, admis par les anciens, et où le malade rend des flatuosités par le bas, mais sans aucun vomissement (3).

XIX. Le siége des douleurs du ventre en fait aussi varier l'intensité. C'est ainsi que les douleurs *cardialgiques* de l'estomac, qui sont *senties* vers la fin du sternum, sont plus aiguës, mais plus rares, qu'elles s'accompagnent de vomissemens, d'une grande prostration des forces, du refroidissement des jambes, de la petitesse ou même de l'absence du pouls, tandis que les douleurs qui sont éprouvées dans la région

---

(1) Hoffman, etc., *t.* I, *p.* 316.

(2) *Lancette française*, t. IV, n.º 32, p. 128.

(3) Sprengel, Hist. de la méd., *t.* VI, *p.* 370. — Sydenham, *Opera omnia, etc.*, t. I, p. 107.

des hypocondres sont plus obtuses, mais plus fréquentes, sans vomissement et avec une moindre sensation d'anéantissement (1).

XX. Comme les symptômes morbides, tirés de l'état de la peau dans les diverses fièvres pestilentielles, n'ont jamais lieu sans être accompagnés d'autres phénomènes provenant d'une lésion dans les fonctions de la vessie, des intestins, etc., il n'y a pas à s'étonner si la suppression des urines est presque aussi ordinaire dans la fièvre jaune (surtout dans celle des Antilles) que dans notre choléra, où la réunion de ce symptôme avec la *cyanose cutanée* est d'un aussi mauvais augure que lorsqu'il se montre avec le vomissement noir dans le typhus d'Amérique, cas où d'ailleurs la rétention d'urines est favorisée par les trop grandes évacuations alvines. Ce symptôme qu'accompagne, ou une faiblesse des jambes, ou une respiration difficile, ou le vomissement de matières noirâtres, n'est pas exclusif au choléra; car il est fréquent dans le miséréré, dans l'invagination intestinale, dans l'entérite, etc.; et l'autopsie cadavérique des sujets morts de ces maladies, a indistinctement présenté, tantôt des ulcères dans l'estomac, tantôt l'endurcissement des reins,

---

(1) Instit. Bonon, t. IV, *Opusc.*, p. 27.

ou la gangrène des poumons, ou un état putride de l'omentum, etc. (*voyez* XXX). L'on a remarqué encore que les douleurs de ventre qui tourmentent les individus dont l'intestin iléum est frappé de sphacèle, sont diffuses et suivies de convulsions.

XXI. Outre les différences que l'état de l'atmosphère et la nature des localités produisent, en général, dans les symptômes du choléra, il en est encore d'autres, établies d'après le siége de l'irritation cholérique. En effet, lorsque l'excitation ou l'inflammation gastrique occupe les intestins grêles (XX), il y a des nausées plus continues, des vomissemens plus intenses, et une plus grande tendance à la constipation; tandis que, fixée sur les gros intestins, elle rend les déjections alvines plus fréquentes, plus copieuses, et le ténesme beaucoup plus insupportable; et enfin, quand le rectum est principalement attaqué, il y a souvent constriction de l'anus, ténesme permanent, et même quelque accident de la strangurie (1). — L'on peut ajouter à tout cela que probablement la violence et la couleur des vomissemens cholériques tien-

---

(1) Dict. des Scienc. méd., *t.* XII, *p.* 362. — Conradi; Anatom. patol., *t.* IV, *part.* I, *p.* 184.

nent un peu plus ou un peu moins à la densité et au teint de la peau des malades (1).

XXII. Notons bien que les selles *blanches*, regardées par le vulgaire comme très-caractéristiques du choléra, ne sont telles qu'autant qu'il y a seulement un dérangement de fonctions de l'estomac et des intestins, et que dans cette maladie l'organe cutané se montre livide ou noirâtre, pendant que les mêmes selles sont foncées ou noires dans le typhus ictérode, où la peau est jaune.

XXIII. Les crampes, soit de l'estomac, soit surtout des membres, n'appartiennent pas seulement au choléra; car elles peuvent avoir lieu dans les gastrites douloureuses, toutes les fois que, par des stimulans intempestifs, ces phlegmasies de l'estomac ont été élevées à un haut degré (2). D'ailleurs, ces convulsions musculaires, qui accompagnent aussi quelquefois les gastro-entérites chroniques (3), et surtout celles des extrémités inférieures, dont la plupart des cholériques ont à souffrir, sont en quelque sorte remplacées, dans la peste et dans la fièvre jaune, par des pétéchies et par des ecchymoses, etc. —

---

(1) *Voyez* mon Traité sur la contagion, p. 312.
(2) Broussais, Annales physiol., *t.* V, *p.* 307.
(3) Bulletin des Sc. médic., *t.* VII, *p.* 145.

Enfin, ces contractions spasmodiques, auxquelles l'usage des liqueurs et du tabac à fumer peut disposer, ne seraient-elles pas favorisées par la faiblesse d'autres systèmes antagonistes, nerveux, fibreux ou musculaires, ainsi que par l'influence de la nuit et du sommeil (1)?

XXIV. Le refroidissement des extrémités est un symptôme si peu exclusif du choléra que journellement on a lieu de l'observer dans les spasmes douloureux et intenses de l'abdomen, et notamment dans la gastrite aiguë, où effectivement la peau devient toujours froide et comme glaciale vers le déclin de la maladie, et quand le malade court un grand danger (2).

XXV. Quant à l'aphonie des cholériques, à laquelle doit se rapporter celle qui survient dans la cardialgie (2) et dans quelques coliques violentes (3), elle paraît tenir à un état apoplectique ou paralytique des vaisseaux appartenant aux parties situées à la base du crâne, principalement chez les personnes qui, auparavant, ont eu à se plaindre d'irritations cérébrales, de douleurs aux côtés de la tête, d'hémorragies

---

(1) Darwin, *Zoonomia, etc.*, sect. XVIII, 15.
(2) Dict. des Sc. méd., *t.* XVII, *p.* 570.
(3) Trnka, *Histor. cardialgiæ*, p. 28.
(4) Spindleri, Observ. med., *obs.* 17.

nasales qu'on a eu l'imprudence de chercher à supprimer (1); et ce n'est, en général, que chez ces mêmes sujets que le choléra se complique de fièvre, de vomissemens arugineux, de convulsions, et en même temps de douleurs dans les membres (comme cela arrive dans la colique saturnine), et du délire, qui est plus que rare dans le choléra ordinaire, ainsi que dans l'entérite (2), où les malades jouissent, presque jusqu'au moment de leur mort, de toutes leurs facultés intellectuelles, pendant qu'il est très-fréquent dans la peste d'Orient et dans la fièvre jaune.

XXVI. Les rechutes, qui surviennent facilement, et qui sont souvent funestes dans le choléra, semblent être analogues avec celles de la fièvre jaune, etc., au point que, dans les unes et les autres de ces pestilences, ces récidives font soupçonner la contagion et admettre que toutes se constituent de plusieurs accès fébriles (3). Si cette idée était fondée, ne faudrait-il pas attribuer la mort de quelques voyageurs, sortis de Paris pendant que l'épidémie du cho-

---

(1) Lancisi, *Opera omnia*, t. I, p. 21.

(2) Dict. des Sc. méd., *t.* XII, *p.* 369.

(3) *Voyez* Cullen, et Hildenbrand, *Rat. méd.*, *pars* I, p. 202; — *Instit. med. pract.*, t. I, p. 145; — Et aussi mon ouvrage sur la contagion, *p.* 171.

léra y régnait, à ce qu'après avoir éprouvé de légères attaques de cette maladie que les anciens appelaient *cholerica*, et que nous voulons bien nommer aujourd'hui *cholérine*, ils ont provoqué, par l'impression de l'intempérie de l'air, et surtout par des erreurs dans le régime et par des émotions énervantes de l'âme, le retour de nouveaux accès, qui ont fini par être mortels?

XXVII. Il est arrivé que quelques convalescences du choléra ont été pénibles et difficiles à s'établir; mais, en cela, elles ressemblent encore à celles qui ont lieu dans l'entérite : elles sont le résultat de la conversion du choléra *aigu* (ou plutôt de l'*entérite aiguë*) en choléra chronique, ou entérite chronique. Au surplus, les suites qui, dans ces maladies, sont toujours dangereuses (1), demandent les plus grandes précautions; car il est de fait que le rétablissement d'un cholérique peut être entravé comme celui de personnes atteintes d'autres affections, épidémiques ou contagieuses, par l'apparition de nouveaux symptômes morbides dépendant de la lésion d'un organe (par exemple, de la tête) dont le tissu et les fonctions ont déjà été

---

(1) *Voyez* l'article GASTRITE du Dict. des Sc. médic., *t.* XVII.

(2) Carmichael Smith, etc., *p.* 57.

altérés par une chute sûr cette partie, ou par une prédisposition dans laquelle ce même organe se trouvait, avant l'atteinte du choléra, pour éprouver un travail ou une congestion, etc., suivant les circonstances.

XXVIII. Enfin, la péritonite elle-même présente à peu près tous les phénomènes du choléra, dont en conséquence elle prend quelquefois le type et le *facies*. En effet, dans cette phlegmasie du péritoine, le pouls est petit, serré, imperceptible ; les vomissemens y sont aussi plus ou moins prononcés, et les angoisses plus ou moins continuelles ; le visage est décomposé, la face grippée ou livide, et jusqu'aux facultés intellectuelles qui, dans ces deux variétés pathologiques, sont conservées intactes jusqu'à la mort, tout indique que la péritonite tient du choléra ; aussi n'a-t-on pas hésité, dans cette ville (Lyon), de donner pour un cas de choléra *sporadique* la terminaison d'une péritonite chez une femme qui est morte à l'Hôtel-Dieu, le 23 juillet passé, avec les symptômes cholériques ordinaires, et dont l'autopsie cadavérique a montré l'estomac d'un rouge brun, le foie adhérent au diaphragme et contenant un abcès biliaire, etc. — Cette observation ne coïnciderait-elle pas avec ce qui s'est passé dans les hôpitaux de Paris, où l'on a vu des malades, ayant une fièvre intermittente, ou un catarrhe pulmonaire, ou une toute autre irritation abdominale, être pris subitement et sous l'influence d'une chaleur intense et humide, par des symptômes du choléra (1)? Ne serait-il pas probable que ces sujets, atteints des unes ou des autres de ces affections morbides, n'eussent pas éprouvé cette terrible conversion de leurs maladies, dont ils paraissaient même comme déjà délivrés, si, au lieu d'habiter dans un lieu insalubre, dans une salle inquinée de miasmes délétères, ils eussent eu l'avantage de se trouver dans un local plus élevé, plus aéré, et moins encombré de malades (2)? Toutes ces espèces de métaschématisme me paraissent confirmer mon opinion, que le choléra *n'est point une maladie réelle* (3), qu'il est un pur phénomène et non un être, qu'il ne saurait avoir des caractères de genre ou d'espèce, et par cela même qu'il n'est, en quelque manière, qu'une *aberration d'une maladie générale*, dont les symptômes consti-

---

(1) Miquel, Bullet. génér. de thérapeut., *t.* III, *p.* 32.

(2) Hoffman, *Opera omnia, etc.*, suppl. I, part. I, p. 782. — Annales de littér. méd. étr., *14 cahier, p.* 1, 8 ; — et mon Traité sur la contagion, *p.* 144.

(3) Balme, Mémoires sur les fièvres pestilentielles et contagieuses, et sur le choléra en particulier, Introduction, *p.* ij.

tutifs doivent varier autant qu'il y a d'individus différens, de localités ou de circonstances particulières diverses.

XXIX. Tout ce que je viens de rapporter de la ressemblance des symptômes rencontrés, soit dans ce qu'on appelle *choléra*, soit dans les diverses maladies désignées sous les noms de cardialgie, de gastrite, d'entérite, de péritonite, etc., est parfaitement conforme à ce que nous montre l'autopsie cadavérique des sujets morts des unes ou des autres de ces maladies, et dont les lésions viscérales organiques sont réellement les mêmes. Cependant il ne faut pas croire que les résultats du choléra soient constamment identiques : car, si les cholériques ont été en proie à la crainte, à la peur, au chagrin, etc., leur maladie porte son impression sur le système pulmonaire qui, après la mort, paraît effectivement avoir été compromis; si, au contraire, ils ont éprouvé des émotions vives, des passions ardentes, ce n'est ni le système intestinal ni le pulmonaire qui s'en trouve ostensiblement affecté, mais bien le cérébral (1).

XXX. Bien plus, il paraîtrait plus que probable que ceux qui prennent ce que le vulgaire appelle le *choléra*, n'offriraient point cette série

____

(1) Hildenbrand, *Rat. med.*, part. II, p. 87.

de symptômes maladifs et abdominaux s'ils n'y eussent pas apporté quelque opportunité manifestée, par exemple, par une affection hypocondriaque ou hémorroïdaire, ou par une gastrite aiguë ou chronique, ou par quelque phlegmasie dans les membranes séreuses, ou muqueuses, ou adipeuses, ou musculaires des organes contenus dans la cavité du bas-ventre, et dont la différence doit en nécessiter une dans les symptômes morbides subséquens. En poussant un peu plus loin cette observation, l'on serait encore fondé à croire que le choléra doit frapper plus souvent les femmes qui sont hors de leurs évacuations périodiques, que celles qui les ont encore.

Tout ceci me porte à mentionner que plusieurs praticiens sont entrés dans des détails minutieux sur les prodrômes qui pourraient faire présumer l'imminence des différens typhus, et qu'ils ont été dans le cas de remarquer que, par exemple, dans la peste d'Orient, ainsi que dans la fièvre jaune, leurs phénomènes précurseurs résultaient d'une lésion dans les systèmes ou glanduleux, ou cérébral, ou cutané, tandis que ceux du choléra provenaient d'un trouble général dans le système abdominal, à l'occasion duquel je dois répéter que les intestins, par leur prédisposition, peuvent fixer et concentrer sur leur tissu l'influence et l'impres-

sion d'une fièvre intermittente, qui en devient
maligne et même mortelle, après qu'elle a été
accompagnée ou compliquée de vomissemens,
de douleurs, etc. ; et c'est dans ces cas que l'autopsie cadavérique (*voy*. XX, XXI) a encore fait
voir l'estomac ou les intestins grêles phlogosés, ou
gangrénés, ou calleux, ou squirreux ; les gros
même présentant leur muqueuse parsemée de
tubercules glanduleux, développés ou ulcérés
(ce qui a lieu dans la *dothinentherie*) ; et enfin
les vaisseaux pleins d'un sang noir (1).

FIÈVRES ET AFFECTIONS MORBIDES,

ANALOGUES A CE QU'ON APPELLE *CHOLÉRA*,

OU

PRÉSENTANT LES SYMPTÔMES PLUS OU MOINS RÉUNIS DE
CETTE DERNIÈRE AFFECTION.

XXXI. La fièvre *glutineuse gastrique*, décrite
par Sarcone (1), se composait de symptômes qui
tenaient de ceux de notre choléra, comme le
vomissement, la diarrhée de nature séreuse,

_(1) Lieutaud, *Histor. anatom. med.*, in-8.º, vol. I,
p. 27, 52, 115, 117; vol. III, p. 344. — Précis de la
const. médic. d'Indre-et-Loire, 1826, p. 94.
(1) Hist. des maladies de Naples, 1764, t. I, *p.* 85.

l'irritation des organes urinaires, le ténesme qui, en s'établissant, diminuait les déjections alvines, lesquelles étaient quelquefois sanguinolentes ; il y avait aussi pouls faible et étranglé, lipothymie, frisson, et quelquefois un mouvement de fièvre qui était plus dangereux pour ceux qui avaient une lésion abdominale. Quand il survenait un état de colliquation ventrale, le malade se plaignait d'un froid plus grand ; son visage était altéré, et sa faiblesse était extrême. Du reste, cette fièvre glutineuse était traitée comme le choléra, par quelques cuillerées d'huile d'olives, puis par de petites doses d'ipécachuana, et enfin par l'opium ; médication préparée ou favorisée par des lavemens de lait où l'on étendait un ou deux jaunes d'œuf.

= Huxham (1) parle d'une fièvre pestilentielle qui régna, au printemps, parmi des marins, dont plusieurs eurent *les ongles et les doigts lividos*, outre les symptômes d'une fièvre ataxique, pétéchiale, lenticulaire, etc.

= En 1809, il se développa dans l'Allemagne, et particulièrement à Vienne, et au milieu des craintes, des troubles et des embarras de la guerre, une maladie contagieuse qui tint sensiblement et du typhus d'Orient et du typhus cho-

---

(1) *De aëre et morbis*, etc., in-8.º, vol. II, p. 44.

lérique, et dans laquelle le cerveau et les intestins offrirent des vestiges de lésion (1), dont on reconnut l'analogie avec l'état pathologique que l'on rencontre chez ceux qui meurent du choléra et de la fièvre jaune (2), où en effet des résultats à peu près identiques dans l'appareil gastrique durent être regardés comme la principale cause de la faiblesse vitale générale dont sont frappés comme indistinctement les cholériques, les pestiférés et les ictériques de la fièvre jaune. — Enfin, la fièvre bilioso-typhoïde, qui peut être regardée comme la plus intermédiaire entre la fièvre jaune, où il n'y a ordinairement que des vomissemens bilieux et *d'une couleur plus foncée*, et le choléra, où il existe des déjections par le haut et par le bas, mais beaucoup moins colorées et animalisées que dans le premier cas; c'est la fièvre atrabilieuse de Schotte, où les selles et les vomissemens sont bilieux et noirs.

= D'après la description de la constitution médicale de juillet, août et septembre 1702, que nous ont transmise les médecins de Breslau (3),

____

(1) Hildenbrand, *Rat. med.*, pars II, p. 95.

(2) Bullet. des Scienc. méd., *t.* I, *p.* 127. — Rochoux, ouvrage cité, *p.* 175. — Mon Traité sur la contagion, *p.* 520. — Hildenbrand, *Rat. med.*, p. 155.

(3) *Histor. morborum Vratislav.*, *etc.*, in-4.º, 1746, p. 555, 540, 560.

il paraît que le génie catarrhal avait comme stygmatisé les différentes affections gastriques, qui s'étaient successivement montrées sous les formes de vomissemens, — d'appétit dépravé, — de cardialgie, — de choléra, — de flux cœliaque (dans lequel on pouvait réellement apercevoir les symptômes de la dothinenterie), — de lienterie muqueuse ou pituiteuse, — de douleurs de goutte, déterminées par des boissons froides, après un accès de colère, — de fièvres intermittentes pernicieuses, — d'exanthèmes fébriles qui s'étaient dissipés par une desquammation de toute l'épiderme, — de suppressions d'urines, combattues par des lavemens laxatifs et par la saignée, — de volvulus où la mort était souvent survenue après quelques momens de calme, — de dyssenterie (sous l'influence d'un temps plus frais), — et même de *taches scorbutiformes*, qui peuvent être rapportées à notre cyanose cholérique ; car, avec un traitement analogue, elles ne tardaient pas à disparaître, etc. Et, dans l'ensemble de tout cet appareil et de cette succession *métaschématique* d'affections morbides qui sont liées les unes aux autres, ne pourrait-on pas trouver un pareil tableau changeant, mais seulement en apparence, dans les diverses incommodités qui, depuis plus ou moins de temps, et sous l'influence

dite *cholérique*, semblent nous fatiguer généralement, tantôt sous une forme, tantôt sous
une autre? C'est pour confirmer cette idée que
je vais esquisser quelques observations puisées
dans les *Annales de médecine*, ou tirées de ma
pratique particulière (1).

= Haller (2) rapporte le cas d'un choléra-
morbus mortel chez un jeune homme qui avait
bu de la bière nouvelle après avoir mangé, à son
dîner, beaucoup de concombres, dans le temps
de la canicule.

= Un ouvrier robuste et toutefois nerveux et
hypocondriaque, n'ayant également dîné, un
jour d'été, qu'en s'ingurgitant de concombres et
de bière trouble, quitte son habit pour travailller
avec ses compagnons. Il est excité et irrité par
l'un d'eux, et il dissimule sa violente colère;
mais au bout d'une couple d'heures, il est frappé
d'un véritable choléra que l'on combat par les
absorbans à l'intérieur (3), par la décoction

----

(1) J'aurais bien pu emprunter plusieurs autres faits
analogues à mes collègues, MM. Gabillot, Gubian,
Montain, etc. ; mais comme il est plus que probable que
ces médecins se réservent le soin et la satisfaction d'en
faire eux-mêmes part au public, je n'ai pas cru pouvoir
disposer de leurs observations.

(2) *Disputationes*, etc., t. II, p. 85.

(3) Sur l'utilité des absorbans, après l'usage desquels

d'orge en boisson, par les frictions stimulantes, et enfin par de légers cordiaux. Le calme vient au bout de 18 heures de traitement, et dans les deux jours suivans, on parvient à assurer la convalescence à l'aide de boissons gélatineuses (1).

= A la fin d'un hiver, une femme mélancolique vient de s'exposer à l'inclémence de la saison; elle rentre chez elle, et avale, dans de l'eau froide, une poudre martiale. A peine deux heures sont-elles écoulées qu'il survient une brusque attaque de choléra, et que la malade succombe au milieu du second jour. — L'estomac était mince et ramolli, mais sans érosion; seulement il y avait dans sa partie supérieure une tache ou sugillation de couleur rouge obscure; d'autres moindres taches, mais plus cir-

on peut donner avec plus de sûreté l'opium (voyez *Bulletin des sciences méd.*, t. VI, p. 28 et 29), sur l'emploi duquel il est utile de ne pas oublier qu'il est arrivé que dans des choléras avec vomissemens affreux, convulsions violentes, sueurs froides, pouls imperceptible, etc., inutilement combattus par de *légères* doses de laudanum liquide étendues dans une cuillerée d'eau de cannelle alcoholique, on a plus efficacement triomphé de ces accidens en administrant ce même remède à des doses *graduellement augmentées* (Wuy, *Essai sur l'opium*, in-4.º Montpellier, 1825, p. 14; — *Journal complém. des sc. méd.*, t. XXVI, p. 195).

(1) *Histor. morb. Vratislav.*, in-4.º, p. 556.

conscrites, se firent remarquer sur le colon (1).

= Une dame, accouchée depuis deux mois, prend une diarrhée fréquente dans une après-midi du mois d'août, soupe le soir avec un peu de laitue, voit son flux de ventre s'augmenter dans la nuit, perd la parole, tombe dans une sueur froide, va du ventre sans s'en apercevoir, reprend cependant ses sens pour quelques instans, attend des parens avec impatience, les voit avec plaisir, et meurt dans la soirée suivante (2).

= Un bucheron, jeune et robuste, se met en devoir d'abattre un vieux chêne ; bientôt, après quelques secousses données à cet arbre, dont le tronc était caverneux, il en sort un énorme serpent, à la vue duquel le villageois tombe effrayé et sans connaissance. Des voisins le relèvent et le font revenir un peu à lui ; mais des douleurs de tête, un état de sopeur, des vomissemens, un froid glacial des extrémités, le laissent retomber dans une nouvelle lipothymie, et l'infortuné meurt, au bout de deux heures, avec des symptômes d'un empoisonnement qu'aujourd'hui on aurait d'autant plus de raison de prendre pour un cas de choléra,

---

(1) *Halleri disputationes*, etc., t. III, p. 83.

(2) *Idem*, etc., t. III, p. 84.

qu'outre les symptômes ordinaires et caractéristiques de cette cruelle maladie, le corps du défunt était encore *livide* (1).

= Une jeune fille, délicate, mélancolico-cholérique, et souvent sujette aux tranchées, est saisie de terreur, dans une soirée d'automne, par un coup de tonnerre, au moment où elle prend un bouillon, qui forme ordinairement son souper. Cependant la nuit est assez tranquille; mais, le matin et en se levant, elle prend un vertige et un tremblement, se plaint de coliques, tombe en défaillance, a des évacuations par le haut et par le bas, que l'on arrête par des toniques; toutefois, c'est après le retour du vomissement qu'un médecin bien avisé annonce et favorise la sueur, pendant laquelle la jeune malade reste au lit durant huit heures, au bout desquelles elle peut se lever (2).

= Dans la *Lancette française* (3) il est question d'un choléra-morbus automnal chez un adulte bilieux, commençant par des malaises, par des syncopes, etc., que suivent des évacuations par le haut et par le bas, qui s'accompagnent de nouvelles défaillances, etc. Quand

(1) Lancisi, *opera omnia*, etc., in-4.º, Genevæ 1718, t. I, p. 12

(2) Halleri *Disputationes*, etc., t. II, p. 85.

(3) Lancette française, t. IV, n.º 32, p. 138.

l'on reprend connaissance, l'on se plaint de coliques violentes, de resserrement à la poitrine,
de crampes vives ou d'un froid excessif dans les
jambes, la moindre boisson stimulante fait
horreur ; le ventre est dur, balloné et chaud
à l'intérieur. On a encore à se plaindre de bour-
donnement dans les oreilles, d'embarras dans
toute la tête, de vision et d'audition diminuées,
de sueur froide et générale, etc. — Une saignée
de quatre palettes paraît d'abord n'avoir aucun
effet : car le sang ne coule que par gouttes et
cesse même de sortir pendant les syncopes;
mais au bout de vingt minutes, il s'échappe à
plein jet et en quantité. Dès-lors le malade se
sent soulagé: ensuite les potions calmantes, les
lavemens opiacés, les boissons émulsionnées
soutiennent le malade, etc.

Quoique le cas suivant ne présente que quelques symptômes tenant d'un choléra bénin et
instantané, il pourra servir à prouver que le
développement d'accidens nerveux, analogues
au choléra, ne dépend souvent que d'une influence sympathique ou consensuelle.

= Un sexagénaire sensible, vif, laborieux,
mais sobre, mange, un soir du mois d'août passé,
un peu plus que d'ordinaire : cependant il se
couche assez tranquille ; mais son sommeil est
agité. Au milieu de la nuit, il prend une crampe

à la jambe droite; bientôt la douleur spasmodique s'étend et se propage dans le ventre : l'on
a une envie d'uriner à laquelle on a de la peine
à satisfaire, à raison de la faiblesse subite et
profonde que l'on éprouve; il survient des maux
de cœur, des borborygmes fatiguans , des coliques abdominales nerveuses; enfin, on a à se
plaindre d'une telle prostration de forces que,
malgré de grandes inquiétudes, on ne peut son-
ner sa domestique. Néanmoins , le malade se
résout à s'étendre dans son lit; il s'excite de
tous ses membres, de tout son corps, il se fric-
tionne de son mieux l'estomac et le ventre :
quelques momens suffisent pour voir survenir
une sueur générale, à laquelle viennent se join-
dre le calme et le sommeil, qui réparent tout.
Dans ce cas, il est facile de voir, 1.º que, sans
la surcharge de l'estomac, la crampe de la jambe
n'aurait pas eu lieu; et 2.º que, sans ce dernier
spasme convulsif et tonique, la douleur de l'estomac et les coliques nerveuses intestinales, etc.,
n'auraient pas également été déterminées. Si à
ces premiers accidens il se fût joint une diarrhée, n'aurait-on pas été autorisé à croire à l'invasion d'un choléra bénin ou d'une cholérine?

= Mme C..., âgée d'une quarantaine d'années,
mère de plusieurs enfans, ardente au travail,
mais irascible parfois, se plaignait depuis long-

temps d'une irritation utérine. Pendant les chaleurs qui se sont fait sentir ces temps passés, elle avait l'imprudente habitude de dormir découverte dans une chambre encombrée. Un soir du mois précédent, Mme C... boit un orgeat *froid* dont elle a bientôt l'estomac fatigué; elle vomit beaucoup dans la nuit, et éprouve un peu de diarrhée; toutefois, ses malaises se dirigent particulièrement et se fixent sur l'utérus, dont l'état douloureux, déjà habituel, semble s'exaspérer beaucoup, et empêcher ainsi que la masse intestinale ne soit la seule intéressée. Le froid des pieds, la rareté des urines, la sécheresse de la peau, joints aux symptômes gastriques énoncés ci-dessus, me font employer un traitement complètement anti-cholérique, consistant en émissions sanguines locales réitérées, en calmans, en sudorifiques légers, en boissons émollientes, en lavemens, injections vaginales, etc. Je dois avouer que le succès a été assez lent, et même qu'une frayeur a donné lieu à de nouveaux accidens, qui ont obligé la reprise des premiers moyens thérapeutiques.

= Mme D..., septuagénaire, ayant depuis long-temps le système cérébral affaibli, et même ayant déjà donné quelques preuves de vésanie, se trouve, à la fin d'août, sous l'influence catarrhale cholérique. Le 29 dudit mois, elle boit, successivement et sans intervalles, trois verres d'eau fraîche, ne prend aucun soin de se soustraire à l'action de l'air et se tient découverte. Aussi a-t-elle bientôt des maux de cœur qui, le lendemain matin, font place à des vomissemens copieux, et même à la diarrhée. Néanmoins l'irritation catarrhale gastrique ne s'étend pas directement, ou du moins exclusivement vers les intestins : cette dame a un autre système déjà débilité depuis plusieurs années, et c'est sur le système cérébral que l'affection de l'estomac s'irradie, et détermine un assoupissement profond, et un état de fièvre avec froid général de tout le corps, dont la sensibilité cutanée semble être bien diminuée. Le traitement est révulsif et anti-cholérique ; et la malade, après avoir éprouvé une réaction *vitale* vers les extrémités et la circonférence du corps, tombe dans une moiteur générale, et une diminution sensible de ses symptômes morbides lui permet de se lever le soir du même jour.

= Mme Car..., mère de famille, d'un naturel assez tranquille, et sans avoir commis d'erreur dans le régime, ni s'être exposée à l'action désavantageuse de l'air, se voit frappée soudainement, le 21 août, de tous les accidens cholériques, moins cependant la cyanose. Ainsi, il y a refroidissement de tout le corps, vomissemens

glaireux et assez fréquens, selles blanches et sé-
roso-albumineuses, douleurs abdominales spasmodiques, rareté des urines, crampes aux jambes,
un peu de stupeur, anéantissement complet et
absence de toute inquiétude morale. En conséquence, les sinapismes, les frictions stimulantes
sur les extrémités, les embrocations huileuses
camphrées sur le ventre, la laine ou le coton sur
les jambes, les lavemens mucilagineux et calmans,
les potions laudanisées et aiguisées de camphre,
d'oxide blanc de Bismuth et d'acétate d'ammoniaque, les boissons légèrement sudorifiques, etc., ont triomphé peu à peu de la maladie, dont toutefois Mme C... n'est débarrassée,
au moins en apparence, qu'au bout de huit
jours, et tout en conservant encore quelque
temps un certain degré de faiblesse dans les
organes digestifs.

= Enfin, d'après de vives sollicitations de la
part de M. ***, j'ai donné, ces jours passés, les
premiers soins à Mlle Gerv..., quadragénaire,
naturellement bien portante, mais très-ner-
veuse, et venant d'éprouver une forte révolu-
tion morale. Le 22 septembre, après midi, je la
trouve fatiguée par une diarrhée plus qu'abon-
dante, par des coliques intenses, des crampes
violentes dans les extrémités inférieures, avec
fièvre, visage rouge, douleurs cardialgiques, et

simples nausées nerveuses. Le 23 au matin,
les vomissemens se sont décidés, les selles sont
devenues sanguinolentes, et la malade ne peut
même avaler que quelques gouttesde boisson.
Tout me faisant croire à une cardialgie cholérique, je mets en usage les sinapismes, les embrocations d'huile camphrée et les cataplasmes
émolliens sur l'abdomen, un vésicatoire sur
l'épigastre, les lavemens émolliens, auxquels on
a ajouté quelques gouttes de teinture thébaïque
et deux pincées d'amidon. Une potion aiguisée
de laudanum liquide et d'acétate d'ammoniaque
ayant été peu supportée, on la remplace par une
plus simple et plus douce. Toutefois, et malgré
que la moiteur commence à s'établir, la persis-
tance de l'embarras et de la douleur cardiaques
paraît (le 24 septembre) indiquer un emplâtre
de thériaque sur le milieu de la poitrine, un
autre vésicatoire à un bras, et l'apposition du
coton cardé sur les pieds et les jambes, que
l'on enveloppe ensuite dans du taffetas ciré.
Finalement, la malade transpire plus sensiblement et paraît tendre à une amélioration. Une
circonstance imprévue me force alors de l'aban-
donner aux soins d'un autre médecin..... J'ap-
prends aujourd'hui (2 octobre) que la continua-
tion des topiques émolliens et l'application de
quelques sangsues (à laquelle la foiblesse et la

dyssenterie hémorragique s'opposaient dabord)
ont soutenu le mieux être.

XXXII. En définitive et d'après l'observation
la mieux établie, il conste, 1.º que le choléra en
général est fréquemment produit par les mêmes
causes qui, dans certains pays, donnent lieu à des
fièvres épidémiques (1), et qui, chez quelques
sujets, produisent l'hypocondrie (2) ou autre
affection douloureuse et nerveuse ; et 2.º qu'un
abus des fruits acerbes, des boissons acides, fer-
mentées, froides ; que les indigestions par suite
d'une alimentation lourde, trop excitante ou trop
avidement prise, notamment quand immédiate-
ment l'on se met ou l'on se trouve sous l'influence d'une forte émotion de l'âme, ou sous
celle d'un état d'ivresse ou d'un froid subit qui
vient remplacer brusquement la chaleur et la
sécheresse ; et enfin, qu'un empoisonnement
quelconque, celui surtout par l'arsenic, etc.,
déterminent assez souvent un choléra qu'on
pourrait appeler, si l'on voulait, *artificiel* (3).

XXXIII. Dans tous ces cas, ainsi que dans
ceux où certains remèdes stimulent l'estomac, au

----

(1) Pringle, Maladies des armées, *t.* I, *p.* 56, 142. —
Lind, *an Essay*, *etc.*, p. 260.
(2) Sprengel, Hist. de la méd., *t.* 1, *p.* 570.
(3) Hoffmann, *in-fol.*, *t.* II, *p.* 117, *t.* III, *p.* 165, 171,

point d'y déterminer une douleur vive et spasmodique, c'est à cette sur-excitation gastrique
que l'on doit attribuer la chute du pouls, l'absence de la fièvre, le refroidissement des extrémités (Wepfer), etc. Mais cette activité augmen-
tée de l'estomac est de peu de durée; elle tombe
bientôt, de manière que les fonctions de tout le
tube intestinal deviennent comme nulles, au
point que les médicamens s'y retrouvent souvent
après la mort, sans paraître avoir éprouvé une
profonde altération (1) ; et c'est dans cette oc-
currence que la stimulation cutanée peut être
très-utile.

XXXIV. Si je ne me suis pas trompé dans mes
idées et mes assertions sur la *versatilité* des phénomènes produits par la cause catarrhale qui,
pour le moment et dans quelques cas, portant
son impression sur l'estomac et la masse intestinale, en fait résulter ce mal que nous appelons
choléra, et qui, dans d'autres circonstances, fait
ou fera naître d'autres maladies aussi intenses,
mais dépendantes de la lésion d'autres appareils
organiques, n'aura-t-on pas à craindre le déve-

---

174. — Sydenham, *t.* I, *p.* 107. — Haller, *Disputat.*, *etc.*,
t. III, p. 82. — Whitt, Malad. nerv., *t.* I, *p.* 42. — Journ.
compl. des Sc. médic., *t.* VI, *p.* 35.

(1) Le *Constitutionnel*, 12 juillet 1831.

loppement de quelques affections morbides fou-
droyantes (comme des maux de gorge promptement suffocans, des attaques cérébrales, etc.,
dont quelques individus ont déjà été les victi-
mes), d'après une certaine prédisposition pathologique, à laquelle il faut d'autant plus faire
attention que, quand elle existe du côté du système gastro-intestinal, une légère diarrhée peut,
par l'action perturbatrice d'un simple purgatif
donné mal-à-propos, se changer en vrai choléra ; tandis que chez les individus dont le
système ou pulmonaire ou cérébral est trop
habituellement ou trop vivement exercé , la
même cause catarrhale fera naître ou des an-
gines ataxiques, ou des paralysies, ou des apo-
plexies?

XXXV. Maintenant, que conclure de toutes
mes réflexions pathologico-étiologiques, que je
viens de terminer par quelques observations
pratiques, si ce n'est, 1.° que le prétendu choléra, que j'ai cru devoir renfermer dans le cadre
des grandes maladies typhoïdes et pestilentielles (1), et que je suis en droit de regarder
comme résultant des localités, et comme *ne*

---

(1) *Voyez* mes Mémoires sur les fièvres pestilentielles, etc., *p.* 22.

venant point par l'importation (1), n'a jamais été qu'un symptôme très-variable d'une affection catarrhale générale, dont l'impression n'étant pas toujours la même, peut, au lieu de se produire sous la forme de diarrhées, de vomissemens, etc., se manifester par des signes de lésion dans d'autres systèmes, d'où résulteront d'autres symptômes morbides aussi graves que ceux dits *cholériques*, et, en un mot, des affections désastreuses du cerveau, de la moelle épinière, de la poitrine, etc.; 2.º qu'ainsi, la même cause épidémique, sous l'influence de laquelle a paru jusqu'ici se développer la maladie appelée vulgairement *choléra*, continuant d'agir sur nos corps, peut causer des dérangemens dans certains systèmes, suivant les saisons, les localités, les tempéramens; 3.º que le traitement de la maladie épidémique, sous quelque *facies* qu'elle se présente, doit en général se ressentir de la cause catarrhale qui lui a donné naissance, et que les différences à apporter dans ce même traitement ne tiendront qu'à celles amenées par les circonstances particulières à la constitution atmosphérique, au genre d'ali-

----

(1) *Voyez* mes Mémoires sur les fièvres pestilentielles, etc., *Introduction*, p. IX.

mentation usitée pour le moment, et enfin aux malades eux-mêmes ?

XXXVI. Je pense devoir ajouter aux observations précédentes, dans lesquelles il est spécialement question du choléra sporadique ou épidémique bien caractérisé, que dans plusieurs lieux ravagés par une maladie catarrhale populaire, tels que Commercy (Meuse) et Serrières (Ardèche) où le choléra vulgairement dit n'a paru que rarement ou d'une manière peu distincte, comme maladie dominante, il est certain que la diarrhée, la dyssenterie (1) ou la fièvre ataxico-gastrique y ont occasionné une très-grande mortalité.

XXXVII. Quant au choléra épidémique et contagieux, je me bornerai à transcrire le cas suivant qui est effrayant, et qui sans doute fera bien réfléchir.

= A l'époque de la réunion des caravanes de pélerins, etc., pour visiter les saints lieux de la

---

(1) DENIS (Prosper-Silvain), *Rapport sur les épidémies qui ont régné à Commercy, etc., dans les six derniers mois de* 1851 *et les deux premiers de* 1852, in-8.º, Commercy 1852. — Comment se fait-il que l'on ne connaisse pas encore de rapport officiel et bien détaillé sur les cas cholériques ou non-cholériques qui ont répandu le deuil dans des communes voisines de notre département du Rhône ?

Mecque, une terrible maladie se développa tout-
à-coup. Les hommes tombaient à terre, vomis-
saient, se refroidissaient et mouraient. On attri-
bua cette mortalité au manque total d'eau (*les
fortes pluies* ayant détruit les tuyaux qui por-
taient l'eau à la Mecque) dans le moment où il
y avait le plus de monde dans la ville. — Les
médecins européens ont fait dépendre ce fléau
développé *par la réunion* des pélerins de la Perse,
de l'Inde et des autres pays, de l'état de l'atmosphère et du degré de la chaleur qui n'était jamais au-dessous de 30.° (R.), notamment dans
les trois jours qui précédèrent le *Kurban-Bai-
ram*, et qui sont consacrés à des cérémonies
religieuses. C'est pour assister à ces dernières
que tous les habitans de la Mecque et les pélerins
se rendirent sur la montagne *Arafat*. Cette masse
énorme d'individus qui s'élevaient à plus de cent
mille, couverts d'un seul manteau de toile blan-
che (on laisse tous les vêtemens dans la ville),
*restèrent trois jours sans bouger sur la place ,
pressés les uns contre les autres.* Le troisième
jour, ils reçurent une averse effroyable; mais
ils *n'osèrent pas remuer :* car c'était précisément
l'instant de la prière pour Adam et Eve, après
le départ du Paradis. Le nombre des morts qui
avait déjà été très-grand, les jours précédens,
augmenta d'une manière effrayante pendant

cette malheureuse journée, surtout au moment où la pluie *tombait par torrens ;* et les exhalaisons des animaux égorgés en grand nombre, ainsi que la frayeur d'un chacun, ne contribuèrent pas peu à favoriser cette mortalité prompte et générale (1).

XXXVIII. Je vais terminer mon opuscule par l'exposé de quelques idées de police médicale, relatives aux nominations et aux obligations des officiers de santé, chargés momentanément de fournir en temps et lieu des renseignemens sur une épidémie ou sur une maladie pestilentielle et contagieuse (2).

1.º Ne serait-il pas d'abord plus juste et plus avantageux que le choix de ces médecins dépendît, non point directement du vouloir et souvent

---

(1) Le journal *le Constitutionnel,* du 22 octobre 1831, et *la Gazette de France,* du 23 *id.*

(2) Je ne prétends point au rôle de législateur en médecine.... Je n'ai d'autre ambition que celle d'avoir *voix consultative.....* Et peut-être encore ai-je quelque tort *d'oser,* à un âge plus que sexagénaire, présenter quelques idées fugitives sur une organisation sociale quelconque? Du moins, j'ai à craindre, à ce sujet, quelque reproche de la part d'une administration prétendue philanthropique, qui a pensé et fait adopter que ceux de ses membres qui auraient atteint la cinquantaine, ne seraient plus regardés que comme *bons pour payer.*

de l'arbitraire du magistrat, mais bien plutôt de leurs collègues qui seraient naturellement plus compétens pour cette élection (1), laquelle, au reste, serait ensuite soumise à l'approbation des maires et des préfets? Cette nomination *officielle* n'empêcherait point que la coopération *volontaire* d'autres médecins ne fût convenablement provoquée et encouragée, dans la vue d'augmenter les moyens à employer et les voies à suivre pour obtenir les renseignemens désirés.

2.° Ce serait principalement aux praticiens établis dans les lieux dont l'état sanitaire est peu satisfaisant, que les médecins *commissaires* devraient premièrement s'adresser pour s'instruire de toutes les circonstances à connaître. Cette

---

(1) Dans toute administration locale et populaire, qui doit diriger les citoyens par des lois, et non point par des ordonnances qui n'ont qu'un vernis de légalité, les élections et les nominations des fonctionnaires publics doivent être faites par et pour ceux qui sont les plus intéressés à bien choisir: et tant qu'elles n'auront lieu que comme par le passé, où l'égoïsme, l'ambition et l'esprit de coterie ou de parti en décidaient, l'on aura à gémir sur les abus sans nombre qui existent encore, et parmi lesquels l'on doit signaler cette manie de cumuler plusieurs fonctions, voire même plusieurs *présidences*, laquelle démoralise, corrompt et désorganise certains individus qui ne craignent pas de se surcharger de places lucratives ou honorifiques.

recommandation serait d'autant plus fondée qu'il faut avouer que la pratique *rurale*,. étant plus dégagée des entraves, et des influences nuisibles que les grandes populations concentrées éprouvent et font éprouver, se rapproche davantage de la nature et de la médecine hippocratique, et que si l'éducation médicale des *villes* est plus compliquée et plus scientifique, celle des *campagnes* est plus simple et plus apte à favoriser l'essor du vrai génie, et à diriger plus sûrement le jugement du praticien dans l'art d'observer.

3.° Si la communication franche et loyale, soit entre les médecins *envoyés*, soit entre ceux-ci et les praticiens des lieux à examiner, peut réellement être de quelque utilité, il ne faut pas se dissimuler qu'un *travail fait à part et par chacun de ces observateurs*, n'en augmentât les avantages. Cette précaution exercerait et ferait ressortir fructueusement la judiciaire de chaque médecin; elle l'animerait même d'une louable émulation, et lui vaudrait plus de confiance pour un travail individuel, nullement coordonné d'après des discussions le plus souvent oiseuses, ou d'après des concessions réciproquement faites par l'amour-propre et l'intérêt, et en un mot d'après des arrangemens trop recherchés et trop méthodiques pour être naturels et vrais.

4.º Le tribut de chacun des médecins *délégués* serait plus ou moins promptement transmis à l'autorité, qui le renverrait aussi incontinent à la société de médecine la plus voisine, pour que celle-ci pût en faire son rapport, résultant de la lecture et de l'analyse qu'elle se procurerait, par les moyens usités, de tous les mémoires.

5.º Toutes les deux années, les élections et les nominations seraient renouvelées : mais elles ne pourraient tomber, pour cette fois, sur aucun des sortans, qui toutefois seraient rééligibles après l'intervalle de deux autres années.

6.º Les médecins *commissaires* ne pourraient obtenir des indemnités de séjour qu'autant qu'ils auraient demeuré au moins huit jours dans un lieu suspect et qui serait distant de moins de vingt lieues de leur domicile, et quinze jours dans un endroit plus éloigné. Toutefois, il ne serait pas juste qu'ils en fussent pour leurs frais de départ et de retour, quelle que fût la durée de leur absence. — Les médecins qui s'offriraient à marcher *volontairement*, n'auraient droit à aucune indemnité : mais leur travail ne s'en recommanderait que plus honorablement auprès du corps des médecins, chargés d'apprécier et de rendre publics leur dévouement et leur désintéressement.

7.º L'autorité peut-elle et doit-elle imposer

un médecin inspecteur à un malade, à une famille dont elle désire connaître l'état de santé on de maladie ? Je ne le crois pas : l'intention du magistrat ne pouvant avoir pour but que l'intérêt des particuliers et celui de la société, il vaudrait mieux, pour avoir des documens certains, s'adresser au médecin qui a déjà la confiance du malade et de ses parens, et *qui ne se refuserait jamais* à répondre de son mieux à l'autorité sur ce qui intéresse la salubrité publique. Du reste, celui qui consent à se charger d'une mission d'inspecteur de la part du Pouvoir, ne peut le plus souvent que fatiguer et *frapper* les malades qui ordinairement n'aiment pas à voir un visage étranger, ni à se douter qu'on est inquiet sur leur compte. Pour ma part, je me croirais obligé de les soustraire à cette investigation inquisitoriale ; je l'ai fait, et je les ferais encore.

FIN.